CLEAN EATING

MEINE NEUE LEBENSLUST

LINDA DITTRICH

INHALTSVERZEICHNIS

Inhalt

MOTIVIERT, LEBENSLUSTIG, ABER IRGENDETWAS LIEF SCHIEF 4

WAS BEDEUTET CLEAN EATING? 8

AUSMISTEN – CLEAN WERDEN..9

CLEAN EATING GEHT IMMER 11

AN DIESE REGELN SOLLTEN SICH CLEAN EATER HALTEN............................13

CLEAN EATING IM VERGLEICH 15

MEINE LIEBLINGSREZEPTE AUS ZWEI JAHREN CLEAN EATING...................16

FRÜHSTÜCKSIDEEN 17

CLEANES MIT FLEISCH UND FISCH 24

GANZ OHNE FLEISCH...37

ZU GUTER LETZT...48

MOTIVIERT, LEBENSLUSTIG, ABER IRGENDETWAS LIEF SCHIEF

Ich selbst war schon immer ein lebenslustiger Mensch. Wenn ich an meine Kindheit zurückdenke, dann fallen mit spontan nur Momente ein, in denen ich wirklich gelebt habe. Ich war viel draußen, spielte mit Freunden, bewegte mich quasi rund um die Uhr. Das Wort Mittagsschlaf konnte ich schon im Alter von drei Jahren nicht mehr hören. Wozu schlafen, wenn man die Welt entdecken kann? Daher ließ ich mir auch immer Dinge einfallen, um genau das tun zu können. So blieb es eigentlich bis heute. Mein sechsundzwanzigster Geburtstag liegt nur ein paar Wochen zurück. Doch wie es im Alltag einer erwachsenen Frau aussieht, kann bestimmt jeder Leser und jede Leserin nachvollziehen. Studium, Lernen, Arbeiten, Familie, Partner, Haushalt, Shoppen, Freunde treffen, die Liste mit Dingen, die den Tag füllen könnte mit unendlich vielen Sachen erweitert werden. Ich habe die Hauptkriterien aufgezählt, die mich, und sicher auch viele andere da draußen, davon abhalten, so zu leben, wie ich es normalerweise gern wollen würde. Der Alltag frisst manchmal die Lebenslust auf. Eine meiner großen Lebensgelüste ist seit dem frühen Teenageralter auch das Kochen. Als ich mit achtzehn Jahren von zu Hause auszog, ernährte ich mich zwar ausschließlich von Fast Food oder ging irgendwo essen, aber nach und nach zehrte das ganz schön an den Finanzen. Selbst kochen war wieder notwendig und die Lust, die ich schon verspürte, als ich noch mit meinem Vater am Herd stand und ihm mit großer Lust half, flammte wieder auf. Aus den einfachen Dingen, von denen sich Studenten nun einmal so ernähren, wie Nudeln mit Tomatensoße und Rührei wurden bald immer mehr kreative Sachen. Nicht zuletzt ließ ich mich von Fertigprodukten inspirieren, die ich einfach irgendwie und ohne Rezepte nachkochte. Mit einundzwanzig konnte ich so schon eine ganze Menge tolle Mahlzeiten zaubern. Bis dahin hatte ich auch noch Traummaße, die manch einen sogar dazu bewogen, mich als zu dünn zu definieren. Sport war bis dahin auch meine große Leidenschaft. Ich nahm an verschiedenen Laufwettbewerben über zehn Kilometer und die Halbmarathondistanz teil. Das auszuprobieren war ein Teil meiner Entdeckernatur. Überhaupt versuchte ich auch während des Studiums noch sehr, die Welt zu entdecken. Nach der Vorlesung ging es mit den Kommilitonen raus an die Luft. Im Sommer war es Beachvolleyball, oder Fahrradtouren an bisher unbekannte Orte, im Winter gingen wir Snowboarden und Skifahren; nebenbei lief natürlich immer das Training für die Laufevents mit.

Das Blatt wendete sich dann, als ich zweiundzwanzig wurde und meinen jetzigen Partner kennenlernte. Das Studium neigte sich dem Ende zu, das letzte halbe Jahr sollte nur noch irgendwie über die Bühne gehen. Mit der neuen Liebe kamen auch neue Gewohnheiten. Mein Partner war damals eher so der Typ „Zocker". Er hing vor dem PC, spielte Videospiele und ernährte sich von Tiefkühlpizza, Pommes und Burgern. Man muss dazu sagen, dass er damals noch einem sehr bewegungsreichen Job nachging und danach am liebsten nichts mehr tat, als sich auszuruhen. Wie das mit der Liebe so ist, fügt sich einer dem anderen. In dem Fall war ich es, die mehr in seinen Lebensstil verfiel. Nach den Vorlesungen lagen wir auf der Couch und schauten fern, wir spielten am PC oder auch Gesellschaftsspiele. An die Essgewohnheiten meines Partners konnte ich mich jedoch nicht gewöhnen. Nach einer Weile der Fertigprodukt-Qual brachte ich neue Ideen in den Raum. Warum auch immer, ich kann es nicht beantworten, gingen wir aber nicht zu meinem vorherigen Kochstil über, sondern blieben irgendwo in der Mitte hängen, bei tollem Essen, selbstgemacht, aber leider mit viel zu vielen Sachen aus der Tüte. Ja, es ging einfach schnell eine Soße mit Pulver einzurühren und kurz aufkochen zu lassen. So hatten wir mehr Zeit für uns. Mein Lauftraining ließ ich immer öfter sausen. Das ist vielleicht der einzige Nachteil den ich an diesem Sport sehe – es steckt keine Mannschaft dahinter, für die man ein Teil sein muss. Beim Laufen ist jeder sein eigener Herr. Ich war damals kein guter Partner für meinen Körper. An Bewegung hatten wir letztlich nur noch die allabendlichen gemeinsamen, kleinen, Spaziergänge. Dass ich immer mit dem Rad zum einen Kilometer entfernten Bahnhof fuhr, kann nach meiner Meinung vernachlässigt werden, da ich dabei weder ins Schwitzen kam, noch irgendeine Anstrengung verspürte. Nunja, so lief das eine ganze Weile. Mein Entdeckergeist war noch da, wurde aber immer träger, so wie mein komplettes Ich. Wir tranken zusammen mehr Alkohol, ein Feierabendbierchen hier, ein Glas Wein da, Omas selbstaufgesetzer Likör an anderer Stelle. All das führte am Ende dazu, dass sich mein Körper, wie ich es zu nennen pflege, stark verformte. Das Hüftgold, von dem ich vorher nicht auch nur eine leise Ahnung hatte, wo es denn sitzen könnte, war schneller da, als ich gucken konnte. Mein Bauch wurde runder, ich bekam auch jeden Tag einen sehr aufgeblähten Bauch. Die Oberschenkel passten bald nicht mehr in meine Jeans, vom Hintern ganz zu schweigen. Eines Tages fing meine Oma plötzlich an zu lachen, als ich meine Jacke auszog und meinte, dass ich ja richtige Ringerarme hätte. Das versetzte mir einen ernsthaften Schlag. Obwohl meine Familie ansonsten so nett war, mich nicht darauf anzusprechen, wie mein Körper sich veränderte, bekam ich schon an den Blicken mit, was sie dachten. Die Aussage meiner Oma war daher nur noch das sprichwörtliche Tüpfelchen auf dem i. Nach und nach stellten sich immer mehr solche kleinen Faktoren zusammen, die mich wacher rütteln sollten.

Immer unzufriedener mit meinem Ich und der dazugehörigen Figur sprach ich mit meinem Partner. Zusammen sind wir stark, sollte mein Motto sein. Doch ich konnte ihn nicht dafür begeistern. Zwar ging er einmal mit mir Laufen und traute sich sogar im Winter einmal auf sie Skipiste, doch so richtigen Enthusiasmus entwickelte er nicht. Ich versuche mich aufzuraffen, wieder in ein konstantes Lauftraining einzusteigen, druckte mit sämtliche Trainingspläne guter Läufer aus, versuchte am Tag mindestens zweieinhalb Liter Wasser zu trinken. Es klappe auch, nur nicht lang genug. Nach einem kleinen Aufschwung und einem Gewichtsrückgang verfiel ich in alte Muster.

Eines Tages dann, es dürfte nun knapp zwei Jahre her sein, war es soweit. Auf der Waage, die ich mindestens einmal pro Woche betrat, stand eine runde Zahl. Genau die Zahl, die ich dort niemals sehen wollte. Dabei fühlte ich mich gut und auch fit. Aber das war genau der Tag, an dem ich alle Gewohnheiten über den Haufen warf und wusste, dass es Zeit ist, etwas zu ändern.

Ab vor den Spiegel und Augen öffnen. Das war das Erste, was ich tat. Tatsächlich sah ich einfach das neue Ich, an das ich nun schon gewöhnt war. Man versucht sich ja dann doch einiges einzureden mit der Zeit. Ich dachte mir also, dass es das Beste wäre, erst einmal Maß zu nehmen. Brust, Bauch, Po, Taille, Hüfte, alles wurde genauestens vermessen, notiert und wieder weggelegt. Statt mir zu sagen, dass es noch an diesem Tag losginge, verging wieder ein Tag mit Schokolade und Chips. Dann stieß im Internet auf einen Blog, der sich mit dem Clean Eating beschäftigte. Irgendwie war dazu in Deutschland noch nicht so viel zu erfahren, Literatur zum Thema quasi Fehlanzeige. Also verfolgte ich den Blog und suchte mich durch englischsprachige Literatur.

Nun bin ich noch nie der Fan von Diäten gewesen und habe auch bei vielen Freundinnen gesehen, dass sie einfach immer nach hinten losgehen. Der JoJo-Effekt blieb nie aus. Mein gesunder Menschenverstand siegte also gegen das Bauchgefühl und wusste, dass nur mit einer Portion Sport und einer Ernährungsumstellung langfristig die Kilos purzeln. Obwohl ich am liebsten eine Null-Diät oder FdH machen wollte, informierte ich mich weiter über die Ernährungsweise des Clean Eating und erarbeitete mir einen Trainingsplan, der auch im Alltag machbar war. Da ich keine typischen Arbeitszeiten habe, standen Flexibilität im Sport und eine Ernährung, die nicht allzu viel Zeit in Anspruch nahm im Vordergrund. Spät am Abend präsentierte ich meinem Partner den neuen Plan und kündigte an, dass heute der Tag ist, an dem sich alles ändert. Ich nannte es „Mission Strandfigur". In diesem Jahr erreichte ich die Strandfigur, die ich wollte, im Sommer noch nicht ganz. Aber auch im Winter kann man sich ja im Hallenbad präsentieren.

Bis heute habe ich es geschafft, niemals einen JoJo-Effekt zu bekommen. Die runde Zahl von damals, ist um fünfzehn Kilogramm geschrumpft. Mit meinem jetzigen Gewicht und den

Formen meines Körpers bin ich rundum zufrieden. Es gibt allerdings eine Sache, die sich noch grundlegender verändert hat, mein inneres Wohlbefinden! Die Art, wie ich jeden Morgen mit neuer Energie frisch in den Tag starte, nicht zum Mittag müde werde und auch abends nach der Arbeit noch Antrieb verspüre, verblüfft mich jeden Tag aufs Neue. Natürlich gibt es auch Tage, an denen ich mich am liebsten den ganzen Tag im Bett verkriechen möchte und zu nichts Lust habe, aber das ist doch normal. Durch die Umstellung von ganz wenigen Dingen in meinem Leben, Dingen die jeder ändern kann, wenn er nur wirklich will, bin ich ein neuer Mensch geworden.

Da jeder den Sport in seinem Alltag machen sollte, den er möchte oder kann, verzichte ich hier auf genauere Ausführungen zu meinem Trainingsplan. Jedoch möchte ich näher auf das Prinzip des Clean Eating eingehen. Was ist das überhaupt? Wie funktioniert es? Nach der grauen Theorie folgt dann die bunte Praxis - meine Lieblingsrezepte aus zwei Jahren Clean Eating.

KAPITEL 2

WAS BEDEUTET CLEAN EATING?

Aus dem Englischen übersetzt, bedeutet Clean Eating nichts weiter als „sauberes Essen". Das klingt im Deutschen nun weniger nach Lifestyle, Fitness und Innovation. Das ist es auch gar nicht. Denn bevor die Welle des Clean Eating nach Deutschland schwappte, war es in den USA schon seit zwanzig Jahren bekannt und beliebt. Das heißt natürlich nicht, dass in wir in Deutschland hinter dem Mond lebten, weil wir diese tolle Form der Ernährung nicht kannten. Nein, vielmehr gibt es sie hier auch mindestens genauso lange, wenn nicht länger. Sie nannte sich schlichtweg anders, nämlich Vollwertkost. Das sollte doch jedem ein Begriff sein. Doch in der heutigen Zeit, die sehr schnelllebig ist, trendig und neu, in der alle hip sein wollen, mit dem Strom ziehen und nicht nur ein Leben, sondern einen Lifestyle führen wollen, fährt das Konzept Clean Eating einfach besser als Vollwertkost. Denn das klingt altbacken. Vollwertkost hört sich irgendwie nach Reha- und Krankenhausessen an, wird auch oft mit Menschen in Verbindung gebracht, die sich 100% Öko auf die Stirn schreiben würden. Aber es ist nichts Schlechtes, denn im Grunde nicht viel anders als Clean Eating.

Sauberes Essen meint also nicht, dass alles Essen, was uns auf den Tisch kommt einmal mehr gewaschen wird. Es meint, dass es innerlich sauber ist. Alles, was von der Natur so nicht im Essen sein sollte, muss da auch nicht sein. Farbstoffe, Konservierungsstoffe, Emulgatoren, Säuerungsmittel, Geschmacksverstärker, all das braucht unser Essen nicht wirklich, um lecker zu sein. Vor allem braucht es unser Körper nicht, um gesund zu bleiben. Was er wirklich braucht ist reines Essen, cleanes Essen. Wer sich clean ernähren möchte, sollte also jetzt direkt alle Schubladen und Schränke durchsuchen und lesen, was auf der Zutatenliste der einzelnen Lebensmittel steht. So habe auch ich den Anfang gemacht. Der Tag nachdem ich meinen neuen Lebensplan erstellt hatte, fing mit einem Gang in die Küche an. Ich packte alle fragwürdigen Sachen auf den Tisch und spürte schnell, dass er bald zu klein wurde, um alles darauf zu stapeln. Diese Tatsache schockierte mich. Dann studierte ich die Inhaltsstoffe dieser Nahrungsmittel und war entrüstet, was ich täglich ohne großes Nachdenken in meinen Körper schob.

KAPITEL 3

AUSMISTEN – CLEAN WERDEN

Nach der Einsicht kommt die Erkenntnis, dass man so nicht weitermachen muss. Es tut zwar weh, aber all das, was mehr als fünf Zutaten auf der Liste hat, oder gar Zutaten, die man nicht aussprechen kann, oder nicht kennt, muss weg. Große Tüte auf, Essen rein, raus damit aus dem Haus. Da ich es nicht übers Herz brachte, die Nahrungsmittel einfach in die Tonne zu werfen, brachte ich sie zu einer Organisation in der Stadt, die jeden Tag Essen an Bedürftige verteilt. Damit war das Gewissen noch stärker, als ohnehin schon. Wieder zu Hause angekommen stand ich allerdings vor fast leeren Schränken. Clean Shopping stand auf dem Programm. Dazu bedarf es nicht unbedingt dem Gang in den Bio-Markt oder einen speziellen Supermarkt. Auch im Discounter findet man durchaus Sachen, die clean sind. Allerdings stellte ich schnell fest, dass in vielen Dingen, die ich üblicherweise einpackte, ohne nachzudenken, irgendwelche unerklärlichen Dinge enthalten waren, Pulver, Fette, Industrieei, Aromen und und und. Schon beim Bäcker fragte ich mich daher, ob das frisch gebackene Brot denn nun überhaupt noch in Frage kam. Da fiel mir mein Brotbackautomat ein. Der verstaubte schon seit langer Zeit im Keller. Was ich also kaufte war Dinkel-Vollkorn-Mehl, frische Hefe und Sonnenblumenkerne. Weiterhin schaute ich mich bei der Hühnerfarm im Nachbarort um und fand heraus, dass sie neben frischen Eiern auch hausgemachte Pasta verkaufen, ohne unerkenntliche Zusatzstoffe. Im Supermarkt kaufte ich nun nicht mehr die fertige Tomatensoße aus dem Glas. Nein, frische Tomaten landeten im Korb. Dazu ein kleiner Strauch Basilikum und Büffelmozarella. Überhaupt schaute ich überall genau hin und ging nach der 5-Zutatan-Regel vor. Alles was ich nicht kannte, blieb unberührt. Beim Fleisch ging ich an den Selbstbedienungsregalen vorbei direkt zum Metzger und orderte frisches Fleisch. Auch frische Milch und echter Käse durfte es sein. Erschreckend fand ich zum Beispiel, dass ich vorher anscheinend immer Käseersatzprodukte aß.

Wie man sieht, ist es nicht sonderlich schwer an cleane Produkte zu kommen, wenn man nur die Augen aufmacht beim Einkauf. Etwas bewusster durch den Laden zu gehen ist wichtig. Da es am Anfang noch sehr schwer ist und der Einkauf wahrscheinlich länger dauert als bisher, ist es sinnvoll, sich eine Liste mit all den Dingen zu schreiben, die für die nächsten cleanen Mahlzeiten benötigt werden. Erst mit der Zeit greift man dann automatisch zu den richtigen Dingen. Da Clean Eating ja auch ein bisschen den Gedanken „back to the basics" verfolgt, kann man auch mal daran denken, den Wochenmarkt zu besuchen. Dort findet man neben frischen und ursprünglichen Produkten vor allem auch saisonale Produkte aus der Heimat. Mit Clean Eating kann man daher auch die Umwelt schützen, wenn man die frischen Produkte von um die Ecke kauft, die garantiert weniger E-Nummern in sich tragen, als so manches Supermarktprodukt.

Wichtig für den Einkauf und das eigene Empfinden ist auch der Hinweis, dass man stets jegliche Werbung für angeblich super gesunde Nahrungsmittel missachten sollte. Denn alles, was irgendwie darauf hinweist, verändert zu sein, sollte den Clean Eater zur Alarmbereitschaft führen. Lebensmittel, die angeblich weniger Fett enthalten, müssen daher umso mehr Geschmacksverstärker enthalten. Wie schon Oma wusste, sind Fette nämlich Geschmacksträger. Fehlt das Stück Butter in der Soße, schmeckt sie nur noch halb so gut. Was als Ersatz von der Industrie verwendet wird sind dann die Geschmacksverstärker. Wenn Lebensmittel keinen Zucker enthalten, klingt das zuerst ganz gut, doch irgendwo muss die Süße herkommen. Es sind also wahrscheinlich Süßstoffe enthalten. Clean Eating verzichtet auf Zucker und auf Süßstoffe. Wir süßen mit natürlicher Süße, wie zum Beispiel Dicksäften. Richtiges Lesen vor dem Kauf ist somit unumgänglich.

KAPITEL 4

CLEAN EATING GEHT IMMER

Im Vergleich zum Fast Food oder einfach der schon erwähnten Fertigsoße zur Pasta benötigt cleanes Essen natürlich ein wenig mehr Zeit. Das heißt jedoch nicht, dass es nicht alltagstauglich ist. Es gibt viele einfache und schnelle Rezepte, die der ganzen Familie schmecken, schnell zubereitet sind und zusätzlich den Geldbeutel nicht sehr belasten. Da viele Menschen der Meinung sind, dass frisches Essen viel Geld kostet, möchte ich das Vorurteil aus dem Weg räumen. Durch eine viel bewusstere Ernährung, kauft man automatisch bewusster ein. Einiges, was früher sinnlos im Einkaufwagen landete, fällt einfach weg. Frisches Fleisch, die frische Milch und echter Käse sind natürlich etwas teurer, belasten aber umso weniger, da böse Fertigprodukte, die oft teurer sind, als selbstgemachte Dinge, aus dem Einkauf herausfallen. Somit relativiert sich der Einkaufspreis.

Schwerer wird es für alle, die während der Mittagspause in der Kantine essen, oder mit den Kollegen gern mal ein Restaurant besuchen. Dort entsteht die Qual der Wahl. Wichtig zu wissen ist, dass in vielen Restaurants auch Fertigprodukte verwendet werden. Daher sollte man ein Auge dafür entwickeln, was am besten in das Clean Eating Konzept passt. Ein Salat sollte immer gehen? Das stimmt fast. Denn das Dressing wird leider in vielen Fällen nicht frisch eingerührt, sondern stammt aus einem großen Behälter, auf dem wiederum viele Zutaten stehen. Der Klassiker-Salat mit Essig und Öl ist somit die beste und gesündeste Variante, um clean zu bleiben. Oft werden auch große Salate angeboten, mit Hähnchenbrust zum Beispiel. Diese kann man ohne Bedenken bestellen. Auch ein Steak mit Kartoffeln als Beilage sollte keine Probleme bereiten. Verzichten sollte man am besten auf alles, bei dem nicht vom Lesen her klar ist, was verarbeitet wurde. Aufwendige Soßen mit Sahne oder ein Gratin könnten nicht clean sein. Ein Gespräch mit der Bedienung könnte jedoch Klärung über die Inhaltsstoffe bringen. Wer gern beim Italiener isst, sollte darauf achten, dass die Pasta zukünftig auf Vollkorn basiert und nicht auf Weißmehl. Steht dies nicht gesondert in der Karte, lohnt sich auch wieder das Nachfragen.

Besonders am Anfang des Clean Eating kam bei mir der Gedanke auf, dass ich wohl verzichten muss. Doch dieser Gedanke sollte schnell verbannt werden. Wer denkt verzichten zu müssen, wird schnell in alte Ernährungsmuster zurückfallen. Es liegt in unserer Natur, immer auch ein bisschen von dem haben zu wollen, was wir nicht haben dürfen oder sollten. Verbote sollte man sich daher gar nicht erst stellen, sie führen zu nichts, außer einer zu kurzen Zeit des Durchhaltens oder Frust. Natürlich gibt es bei mir auch ab und an Schokolade oder Kuchen. Auch ich bestelle mir im Restaurant mal die gebratenen Steinpilze in Sahnesoße. Weil kleine Sünden eben immer erlaubt sein müssen. Da Clean Eating ein langfristiges Konzept ist und keine zeitlich begrenzte Diät, muss den Gelüsten auch in Maßen nachgekommen werden. Es hält damit allerdings jeder anders, manche gehen nach der 80:20 Methode vor, andere nach der 90:10 Methode, wieder andere gönnen sich sogenannte Cheat-Days in der Woche. Die 80:20 und die 90:10 Methoden erklären sich ganz einfach: zu achtzig Prozent achtet man darauf, sich clean zu ernähren und die restlichen zwanzig Prozent darf geschummelt werden. Ob das nun das Credo für den Tag, oder die Woche ist, spielt keine Rolle. Die sogenannten Cheat-Days lassen sich mit der einfachen Übersetzung „Schummel-Tage" beschreiben. An diesen Tagen darf nach Herzenslust geschlemmt werden und auch das genossen werden, was überhaupt nicht clean ist. Mehr als ein Tag in der Woche sollte allerdings nicht gewählt werden. Ich gehe nach wie vor der 80:20 Methode nach. Meine Lust nach Fast Food und Schokolade ist mit der Zeit stark zurückgegangen. Nun erlaube ich mir ein Stück Schokolade am Abend vor dem Fernseher oder mal ein Glas süße Limonade. Doch dann ist mein Bedarf auch schon wieder gedeckt und mich drängt es nach einem Ausgleich dazu.

KAPITEL 5

AN DIESE REGELN SOLLTEN SICH CLEAN EATER HALTEN

Als ich noch völlig neu im Club des reinen Essens war, haben mit die folgenden Regeln geholfen, die neue Ernährungsform tatsächlich wirksam in mein Leben zu integrieren. Jeder sollte sie jedoch so für sich auslegen, wie es am besten für ihn oder sie ist. Denn nicht jeder Körper ist gleich, jeder hat andere Bedürfnisse.

Regel Nummer 1: Fresh is beautiful! So viel wie möglich sollte man selbst und vor allem frisch zubereiten. Wenn es dazu noch aus biologisch unbedenklicher Herkunft stammt, ist es noch besser.

Regel Nummer 2: Und tschüss Dose, Tüte und Karton! Stark verarbeitete Lebensmittel befinden sich oftmals in Dosen oder eingeschweißten Behältnissen, Kartons oder Tüten. Diese landen zukünftig nicht mehr im Einkaufskorb. Einige Ausnahmen gibt es natürlich schon, denn manchmal sind Obst und Gemüse auch in Tüten verpackt und deswegen nicht weniger gesund.

Regel Nummer 3: Selbstgemacht schmeckt's am besten! Man lernt das Essen viel mehr schätzen, wenn man alles selbst macht. Die Pastasoße, die Soße zum Schweinebraten, die Marinade des Steaks oder eine schmackhafte Gemüsesuppe – im Grunde ist alles einfach zuzubereiten und schmeckt viel besser, wenn es selbstgemacht wurde. Beim Kochen all der Sachen, die sonst fertig in den Topf kamen, habe ich zudem gelernt sparsamer zu würzen, was dem Geschmackssinn einen völlig neuen Wert gibt. Man schmeckt automatisch die einzelnen Komponenten besser heraus und lernt zum Beispiel ohne viel Salz auszukommen.

Regel Nummer 4: Beim Einkaufen immer auch lesen! Ist man sich nicht sicher, ob das Produkt zum Clean Eating passt, sollte man immer die Zutatenliste genau lesen. Stehen mehr als fünf Sachen darauf, sollte man das Produkt wieder weglegen. Findet man E-Nummern, Geschmacksverstärker oder Namen, die man gar nicht kennt, gilt das Gleiche.

Regel Nummer 5: Bio is better! Wie schon gesagt, findet man auch viele Lebensmittel, die sich für Clean Eating eignen im Discounter, oder dem normalen Supermarkt. Dennoch unterstütze ich den Bio-Trend und kaufe sehr gern im Bioladen ein. Dort findet man auch mal das ein oder andere Fertigprodukt ohne die vielen Zusatzstoffe und lernt ganz neue Produkte kennen.

Regel Nummer 6: Bereit sein für Neues! Wer sich clean ernährt lernt automatisch auch ganze neue Lebensmittel kennen. Wichtig ist es, sich nicht vor Neuem zu verschließen, sondern offen zu sein, auszuprobieren und zu experimentieren. So entsteht neue Lebenslust schon in der Küche.

Regel Nummer 7: An den Ursprung denken! Die Ernährungsweise des Clean Eating zielt darauf ab, ursprüngliche und unverarbeitete Zutaten zu wählen. Doch auch im Alltag, wenn die Lust nach Süßem ruft, sollte man sich darauf konzentrieren, den Ursprung im Auge zu behalten. Statt dem Erdbeereis griff ich daher in der ersten Woche Clean Eating direkt zu Erdbeeren. Statt der frittierten Kirschtasche zu frischen Kirschen.

Regel Nummer 8: Süßen, aber ohne weißen Zucker! Raffinadezucker gehört der Vergangenheit an. Denn clean ist der nicht. Deswegen greift man am besten zu Honig, der direkt vom Imker kommt, Agavendicksaft, Apfeldicksaft, Ahornsirup oder auch Birkenzucker. Meine Favoriten sind Honig und Birkenzucker.

Regel Nummer 9: Kokosöl verwenden! Zum Anbraten oder zum Backen, Kokosöl ist eine wahre Wunderwaffe. Es oxidiert nicht so schnell, wie die herkömmlich verwendeten Öle und ist 100% natürlich. Wie ich festgestellt habe eignet es sich auch hervorragend für eine wohltuende Gesichtsmaske oder als Haarkur.

Regel Nummer 10: Keine Verbote, kein Frust! Bei aller Liebe zur schnellen Veränderung des eigenen Ichs, muss man lernen, dass Verbote nichts bringen. Eine Umstellung nach und nach ist besser, als die radikale Änderung, kleine Sünden sind absolut erlaubt. Nur dann steht der langfristige Erfolg ins Haus.

KAPITEL 6

CLEAN EATING IM VERGLEICH

Der letzte Punkt, bevor es an meine Lieblingsrezepte geht, soll sich dem Vergleich des Clean Eating mit anderen langfristigen Ernährungsformen oder ähnlich angelegten Diätformen widmen. Da ich von Freunden und Bekannten oft gefragt wurde, warum es nun gerade clean sein muss und nicht etwa Low Carb besser ist, oder oft der Behauptung widersprechen musste, dass Clean Eating mit Paleo zu vergleichen sei – hier kommen die Antworten.

Was ich immer erwähne ist, dass ich mich bewusst dafür entschieden habe, diese Variante der Ernährungsumstellung zu wählen. Für mich ist es die leichteste Art, nicht auf meine Lieblingsspeisen verzichten müssen und dennoch gesund zu leben. Wieder andere schwören auf Low Carb. Das wäre nun gar nichts für mich, da die Kohlenhydrate in Reis, Kartoffeln und Pasta größtenteils wegfallen würden. Und gerade diese Sachen liebe ich so sehr. Es muss also jeder selbst entscheiden, welche Form eher in Frage kommt. Jeder hat andere Vorlieben. Von vornherein ist daher nichts besser als das andere, aber alles ist besser, als sich wahllos alles reinzuschaufeln. Vergleicht man Clean Eating mit Low Carb noch weiter, finden sich natürlich auch Ähnlichkeiten. So müssen in beiden Formen der Ernährung oft Ersatzprodukte gefunden werden. Beide Formen eignen sich auch gut für Vegetarier oder Veganer.

Größer ist die Unsicherheit, die sich ergibt, wenn Menschen Clean Eating mit der Steinzeit-Methode vergleichen, die auch Paleo genannt wird. Diese ist sowohl als langfristige, als auch als kurze Ernährungsform anwendbar. Paleo zielt darauf ab, sich so zu ernähren wie es die Menschen vor tausenden von Jahren taten, eben mit ursprünglichen Lebensmitteln. Das ist auch das Kredo des Clean Eating. Bei beiden Arten verzichtet man auf Zucker, Alkohol und Weizenmehl. Jedoch liegt der Fokus bei der Steinzeit-Methode stark darauf, viel Fleisch und auch Fisch zu essen. Für Vegetarier und Veganer wäre diese Form der Ernährung somit nicht möglich. Clean Eating hingegen ist auch dann bestens geeignet. Weitere Unterschiede sind, dass Paleo gänzlich auf Milchprodukte, Lebensmittel aus oder mit Getreide und Hülsenfrüchte verzichtet. So gesehen ist es eher eine noch strengere Form des Clean Eating, welche schwerer umsetzbar ist. Mit Clean Eating wählt man den leichteren Weg. Mir persönlich ist die Milch beim Frühstück sehr wichtig, ich liebe Bohnen als Beilage zum Steak, Paleo wäre daher überhaupt nichts für mich.

KAPITEL 7

MEINE LIEBLINGSREZEPTE AUS ZWEI JAHREN CLEAN EATING

Für alle, die am Anfang der Ernährungsumstellung stehen oder einfach mal wieder Lust auf neue Rezepte haben, finden sich auf den nächsten Seiten meine Favoriten des Clean Eating. Es sind ganz einfach zuzubereitende Speisen, passend zum Frühstück, Mittag oder Abendessen. Die angegebenen Mengen sollten zwei hungrige Mägen füllen, wenn nichts anderes angegeben ist.

Guten Appetit und viel Spaß beim Nachkochen.

FRÜHSTÜCKSIDEEN

CHIAPUDDING MIT DATTELN, SCHOKOSPLITTERN UND KOKOSHÄUBCHEN

Zutaten

25 ml Milch

6 EL Chiasamen

8 Datteln

40g Haferflocken

n.B. Vanille- und Mandelextrakt zum Verfeinern

1 TL Schokosplitter

2 EL Ahornsirup

1 Dose Kokosmilch

So geht´s

Um schon morgens gesund in den Tag zu starten, bedarf es bei diesem Pudding abends einen kleinen Aufwand. 200ml der Milch werden mit den Chiasamen und Haferflocken vermischt und kaltgestellt. Am nächsten Morgen, wenn die Zeit knapp ist auch schon abends, schneidet man die Datteln in kleine Stücke. Dann wird von der Kokosmilch die obere feste Schicht abgenommen und in einer kleinen Schüssel mit dem Ahornsirup vermengt. Auch das kann man schon abends machen und über Nacht kalt stellen. Morgens hat man dann einen Pudding aus Chiasamen und Haferflocken. Zusammen mit den Datteln kommt er in den Mixer, bis eine glatter Pudding entsteht. Je nachdem, wie man es mag, kann er mit noch etwas mehr Milch verdünnt werden. Zum Abrunden kommen nun noch die Schokosplitter hinein, nach Belieben auch Mandel- oder Vanilleextrakt. Ich bereite den Pudding gern mit Mandelmilch zu, dann bedarf es keinerlei Extrakte. Als Sahnehäubchen kommt die vorbereitete Mischung der Kokosmilch obendrauf. Noch ein paar Schokosplitter zur Garnitur und fertig ist das tolle Frühstück. Es eignet sich natürlich auch als Mittagessen oder Nachmittagssnack und kann mit weiteren Früchten kombiniert werden.

Wer es morgens ganz eilig hat, kann den gesamten Pudding auch schon am Vortag zubereiten oder größere Mengen davon kaltstellen. Im Kühlschrank hält er sich bis zu drei Tage.

BUCHWEIZEN – APFEL – PUDDING

200ml Milch

200ml Wasser

6 EL gerösteter Buchweizen

2 EL Chiasamen und/oder Leinsamen

1 Brise Zimt

1 Apfel

n.B. Rosinen und anderes Obst zum Garnieren

So geht´s

Der Buchweizen und die Chia- oder Leinsamen werden zuerst mit der Milch vermischt und eine Brise Zimt hinzugegeben. Ich verwende hier gern Mandelmilch. Das Ganze muss nun über Nacht im Kühlschrank stehen, um aufzuquellen. Am nächsten Morgen, oder auch schon abends, raspelt man den Apfel in feine Stücke und kocht ihn in dem Wasser für 5-10 Minuten. Ich nehme immer erst 100ml Wasser und sehe dann, ob ich noch mehr hinzugeben muss. Jeder Apfel hat andere Eigenschaften. Was herauskommen muss ist eine dickflüssige Masse. Nach Belieben kann man diese dann auch noch mit reinem Vanilleextrakt würzen, oder zum Süßen Ahornsirup oder ein anderes natürliches Süßungsmittel hinzugeben. Ich liebe es aber eher nicht so süß, daher bleibt es bei mir ganz natürlich bei der Süße des Apfels. Mit dem angedickten Buchweizen-Chia-Pudding wird das Apfelkompott vor dem Servieren vermischt. Zum Geschmack des Apfels mit Zimt passen sehr gut Rosinen, aber auch eine frische Note durch Beeren mag ich im Sommer gern.

BANANEN MUFFINS

(NICHT NUR ZUM FRÜHSTÜCK LECKER)

<u>Zutaten</u>

300g Vollkorn- oder Dinkelmehl

2 TL Backpulver

1 Brise Salz

1 Ei Gr. L oder 2 Eier Gr. M

½ Teelöffel Zimt

3 Bananen

½ Tasse Apfelmus, naturbelassen und ungesüßt

3 EL Naturjoghurt

2 EL Honig

<u>So geht´s</u>

Diese leckeren Muffins haben nur knapp 100 kcal pro Stück. Man kann sich also gern auch mal zwei Stück zum Frühstück gönnen. Die Mengenangaben beziehen sich auf circa zwölf Muffins. Sie halten sich einige Tage frisch, so hat man lange etwas davon. Ich nehme sie auch gern als Snack mit zur Arbeit.

Als erstes werden alle trockenen Zutaten, also Mehl, Salz, Backpulver und Zimt in einer Schüssel vermengt. In einer anderen Schüssel werden die Bananen zerdrückt, bis keine großen Stücke mehr zu sehen sind. Dann kommen Apfelmus und Joghurt, sowie der Honig dazu. Das Apfelmus habe ich immer in großen Mengen zu Hause. Wenn der Apfelbaum im Garten voll hängt, werden die Äpfel meist sofort zu Mus verarbeitet. So weiß ich einerseits, dass er clean ist und kann zweitens schon Aromen wie Vanille und Zimt hineingeben. Ist alles gut vermengt, so können nun die trockenen Zutaten mit den feuchten Zutaten vermischt werden. Es sollten keine Klümpchen mehr zu sehen sein. Den Teig füllt man nun einfach in die Muffinförmchen.

Achtung, nur zur Hälfte oder maximal 2/3 füllen, sie gehen noch auf. Im Backofen sollten sie dann bei 180° C circa 20 Minuten backen. Der Zahnstochertest verrät, wenn sie fertig sind.

BUTTERMILCH - BEEREN – MUFFINS

MIT CHIASAMEN

Zutaten

300g Vollkornmehl

¾ TL Salz

2 TL Backpulver

2 Bananen

230ml Buttermilch

3 Eier Gr. M oder 2 Eier Gr. L

110g Butter

125g Beeren

So geht´s

Als erstes werden Mehl, Salz und Backpulver in einer Schüssel vermengt. In einer zweiten Schüssel püriert man die Bananen oder zerdrückt sie, bis keine großen Stücke mehr zu sehen sind. Die Butter sollte weich oder leicht zerlassen sein und kommt ebenfalls in die Schüssel. Je nachdem, für welche Beeren man sich entscheidet, sollten sie noch geschnitten werden, ehe sie ebenfalls in die Schüssel kommen. Als letztes werden auch die Eier hinzugegeben und alles vermengt. Nun wird es mit den trockenen Zutaten vermischt und kann auch schon als fertiger Teig in die Muffinförmchen gegeben werden. Bei etwa 180°C brauchen die Muffins 20 Minuten. Der Test mit einem Zahnstocher zeigt, ob sie schon durchgebacken sind. Es kommen etwa zwölf Muffins dabei heraus, die sich ein paar Tage im Kühlschrank halten. Als Beeren verwende ich immer mal etwas anderes. Am liebsten mag ich jedoch Blaubeeren und Johannisbeeren. Ich habe aber auch Erdbeeren schon probiert, dann kommt einfach ein wenig mehr Mehl oder weniger Buttermilch mit dazu, da der Teig sonst zu flüssig wird.

GRÜNER FRÜHSTÜCKSSMOOTHIE

Zutaten

120ml frisch gepresster Grapefruitsaft

1 großer Apfel

120g Gurke

1 Handvoll Spinatblätter

30g Sellerie

60g Mango

½ Handvoll Minzblätter

So geht´s

Wie bei einem Smoothie üblich müssen nur alle Zutaten in den Mixer und fertig ist das leckere Getränk. Man sollte aber darauf achten, den Apfel zu entkernen und etwas kleinzuschneiden. Auch Mango und Sellerie sollten in kleinere Stücke geschnitten werden. Ich selbst liebe das Minzaroma sehr, daher kommt so viel davon in meinen Smoothie. Ich empfehle allerdings dies vorher Schritt für Schritt zu testen, da es nicht jedermanns Geschmack ist. Die Menge sollte für 2 Smoothies reichen. Der Vorteil an einem Smoothie ist, dass wirklich alle wichtigen Inhaltsstoffe direkt in einem Glas enthalten sind, er schnell zubereitet ist und besonders in dieser Variante auch noch super gesund aussieht.

CLEANES MIT FLEISCH UND FISCH

SALAT MIT SPINAT, FENCHEL, GARNELEN

Zutaten

3 dünne Scheiben Schinkenspeck

300g Garnelen, geschält und entdarmt

1 dünne Fenchelknolle

100g Tomaten

1 rote Zwiebel

2 Handvoll frische Spinatblätter

50g Weintrauben

1 Schalotte

3 EL Olivenöl, kaltgepresst

1 EL Balsamicoessig

1 TL Senf

½ TL schwarzer Pfeffer

So geht´s

Der Speck wird zunächst in einer Pfanne knusprig angebraten. Es bedarf bei einer beschichteten Pfanne keines Öls, da der Speck durch die Hitze ausgelassen wird und selbst Fett abgibt. Anschließend wird er herausgenommen und in kleine Stücke geschnitten. In das Fett des Specks kommen dann die Garnelen. Sie werden zwei Minute gebraten und dabei einmal gewendet. Nun werden Gemüse und Trauben geschnitten und in eine Schüssel gegeben. Das Olivenöl, der Balsamicoessig, der Senf und der Pfeffer werden zusammengegeben und verrührt. Nach Belieben verwende ich noch einen Spritzer Zitronensaft, manchmal auch Rotweinessig, statt Balsamico. Nun wird der Salat mit dem Speck und den Garnelen vermengt und das Dressing obendrüber gegeben. Alles gut vermischen und fertig.

HÄHNCHEN IN SENFSOSSE MIT ROSENKOHL

<u>Zutaten</u>

4 Hähnchenbruststeaks

2 Schalotten

2 EL Olivenöl

180ml Hühnerbrühe

½ TL Salz

½ TL schwarzer Pfeffer

300g Rosenkohl

2 EL Butter

2 EL Senf

2 EL gehackte Petersilie

<u>So geht´s</u>

Dieses Essen macht sich gut als Sonntagsessen, oder an Tagen, an denen etwas mehr Zeit zum Kochen ist. Das Vorbereiten des Rosenkohls dauern meist etwas länger, aber es lohnt sich. Ich liebe zu diesem Essen auch noch im Ofen gegarte Kartoffelspalten.

Im ersten Schritt wird das Fleisch mit dem Salz eingerieben in einer Pfanne mit dem Öl angebraten bis es leicht gebräunt ist, etwa zwei Minuten von jeder Seite. Es kommt natürlich auf die Dicke der Steaks an. Während das Fleisch in der Pfanne ist, kann man schon die Schalotten würfeln. Anschließend kommt das Fleisch in den auf etwa 160°C vorgeheizten Ofen. Nun werden die Schalotten in einem Topf glasig angebraten und sobald leichte Röststoffe am Boden entstehen mit der Brühe angegossen. Dazu kommen sogleich der Senf und ein Teelöffel der Butter und die Petersilie. Die restliche Butter wird in einer Pfanne erhitzt. Darin wird der Rosenkohl leicht angebraten. Ist er an den Seiten leicht gebräunt, kann er zu der Soße gegeben werden. Nach weiteren fünf Minuten, die der Rosenkohl leicht in der Soße köchelt, kann das Hühnchen mit der Soße und dem Rosenkohl serviert werden. Wer die Variante mit den Kartoffelspalten ausprobieren möchte, schneidet einfach je Portion zwei Kartoffeln in Spalten, reibt sie mit Salz, Paprikapulver und etwas Rosmarin ein und gibt sie für 40 Minuten in den Backofen.

ZITRONEN – HÄHNCHENSPIESSE

MIT TOMATENSALAT

<u>Zutaten</u>

2 Hähnchenbrustfilets

1 unbehandelte Zitrone oder 60 ml reiner Zitronensaft

4 große Tomaten

1 kleine Schalotte

1 Knoblauchzehe

1 Bund Petersilie

1 TL Salz

1 TL Pfeffer

1 TL Oregano

2 EL Olivenöl, kaltgepresst

1 TL Balsamicoessig

<u>So geht´s</u>

Zunächst wird das Hühnchen gewaschen und in gleichgroße Stücke geschnitten, etwa sechs Stücke pro Filet. So sieht es dann auf dem Spieß schön aus. Der Knoblauch wird gehackt, die Schalotte in kleine Würfel geschnitten. Nun werden der Knoblauch, der Zitronensaft und die Hälfte von Salz, Pfeffer, Olivenöl und Oregano in einer Schüssel vermengt. Das ergibt eine leckere Marinade. In dieser sollten die Hühnchenstücke mindestens eine Stunde im Kühlschrank ziehen. Ich ziehe es vor, das Fleisch über Nacht im Kühlschrank ziehen zu lassen, das ergibt natürlich einen intensiveren Geschmack. Aber wenn es mal schneller gehen muss, reicht auch eine Stunde schon aus, um Geschmack reinzubekommen. Die Zwischenzeit eignet sich hervorragend, um den Tomatensalat vorzubereiten. Dazu viertelt man die Tomaten und entfernt das Fruchtfleisch. Das hat den Vorteil, dass der Salat später nicht verwässert. Zusammen mit der kleingeschnittenen Schalotten, den übrigen Gewürzen, dem Rest Olivenöl und dem

Balsamicoessig werden die Tomaten dann vermengt. Die Petersilie wird nun noch kleingehackt und mit dazugegeben. Manchmal gebe ich noch ein klein wenig Honig mit dazu. Ein wenig Süße rundet den Salat nochmal ab und passt super zum Hühnchen. Ist das Hühnchen fertig mariniert, wird es auf Holzspieße gesteckt und in einer heißen Pfanne gebraten, bis es durch ist. Die Spieße sollten oft gewendet werden.

Mein Trick, um noch etwas Fett einzusparen ist, zum Anbraten von Fleisch oder Fisch einfach zwei Esslöffel Wasser in die Pfanne zu geben. Das tut dem Geschmack keinen Abbruch und reduziert Kalorien.

MEDITERRAN GEFÜLLTES HÜHNCHEN

Zutaten

2 Hähnchenbrustfilets

1 rote Paprika

100g Fetakäse

8-10 schwarze Oliven

1 TL Oregano

2 TL Basilikum

1 TL schwarzer Pfeffer

So geht´s

Dieses Gericht ist mein Sommer-Liebling. Man kann es natürlich zu jeder Jahreszeit genießen, aber frisch vom Grill, dazu ein knackiger Salat, das ist mein Highlight. Ist gerade kein Grill zur Hand, so lässt es sich auch einfach im Backofen zubereiten. In der kälteren Jahreszeit, wenn der Hang zu etwas Deftigem steht, passen Ofenkartoffeln und ein bisschen Quark hervorragend dazu.

Zuerst geht es der Paprika an den Kragen. Er wird gewaschen, von den Innereien befreit und in etwa drei oder vier Stücke geschnitten. Nun muss er entweder schon für zwei Minuten mit der Hautseite auf den Grill, in eine heiße Pfanne oder in den Backofen. Wenn die Haut leicht bräunlich wird, ist sie bereit abgezogen zu werden. Aber Vorsicht, Verbrennungsgefahr. Zwei Minuten abkühlen können nicht schaden. Danach werden Paprika, Oliven, Basilikum und Feta kleingeschnitten. Ich mag frische Basilikumblätter am liebsten, die getrocknete Variante ist mir zu geschmackslos. Die kleingeschnittenen Zutaten werden mit dem Oregano und dem Pfeffer vermengt, sodass eine Masse entsteht. Der Feta sollte alles etwas zusammenhalten. Das Fleisch sollte gewaschen und trocken getupft werden. An der dicksten Stelle wird nun ein länglicher Schnitt gemacht, sodass eine Tasche entsteht. In diese Tasche kommt nun die Masse. Mit kleinen Holzspießen oder Rouladennadeln lässt sich die Tasche gut verschließen. Das mediterrane Hühnchen kann nun entweder auf den Grill, oder für vierzig Minuten in den auf 160°C vorgeheizten Ofen. Auf dem heißen Grill sollte es in maximal zehn Minuten gar sein. Beim Wenden sollte man aufpassen, dass die Masse nicht herausläuft.

SAFTIGES RINDERSTEAK MIT ZWIEBELMARMELADE

Zutaten

2 Rinderfiletsteaks oder Rinderhüftsteaks

4 rote Zwiebeln

4 EL Rotweinessig

2 EL Honig

2 TL schwarzer Pfeffer

1 TL grobkörniges Salz

1 TL Kokosöl zum Anbraten

So geht´s

Das einfachste und leckerste Gericht aus dem Bereich „kein Hühnchen", was ich jeden Tag essen könnte. Zugegebenermaßen bin ich da etwas wählerisch. Es geht sehr schnell, ist daher für ein Abendessen nach einem langen Tag auch gut geeignet.

Zuerst werden die roten Zwiebeln in Ringe geschnitten und in dem Kokosöl bei leichter Hitze geschmort, bis sie glasig sind. Dann kommt der Honig hinzu. Er erzeugt zusammen mit den Kokosöl eine leichte Süße, die durch die Zugabe des Essigs zu einem milden Gesamtaroma wird. Nach der Zugabe des Rotweinessigs sollte die Marmelade zwanzig bis dreißig Minuten auf unterster Stufe ganz leicht köcheln. Da ich das Steak medium mag, geht es ganz schnell. Kurz vor dem Servieren kommt es in eine heiße Pfanne, in die ich meist kein Fett, sondern Wasser gebe. Dort werden die Steaks bei großer Hitze von jeder Seite eine Minute angebraten. Hat man sogenannte Minutensteaks, so sollten sie nur dreißig Sekunden angebraten werden. Dann kommen sie aus dem Ofen und werden in Alufolie verpackt, um noch zwei Minuten ruhen zu können. Dann können sie zusammen mit der Marmelade serviert werden und mit Pfeffer und Salz bestreut werden. Dazu passt ein Salat oder auch frisch gebackenes cleanes Brot. Oft mache ich dann ein Sandwich aus Steak, Brot und Marmelade.

THUNFISCHSTEAKS MIT TOMATEN – AVOCADOSALAT

Zutaten

2 Thunfischsteaks

4 große Tomaten

1 Avocado

2 Eier

1 EL Senf

1 EL Rotweinessig

1 EL Honig

1 EL Kokosöl

1 TL grobkörniges Salz

1 TL schwarzer Pfeffer

1 TL Zitronensaft

So geht´s

Zuerst bereitet man den Salat zu, damit dieser mit dem Dressing noch ein bisschen durchziehen kann. Dazu schneidet man die Tomaten klein und entfernt dabei das Fruchtfleisch. Auch die Avocado wird vom Stein befreit und kleingeschnitten. Die zwei Eier sollten etwa sechs bis sieben Minuten gekocht werden. Ich mag es, wenn das Eigelb noch ein bisschen wachsartig zerläuft. Sind die Eier gekocht, werden sie gepellt und in Scheiben geschnitten. Sie kommen mit den Tomaten und den Avocadostückchen in eine Schüssel. Das Dressing wird aus Senf, Rotweinessig, Honig und dem Zitronensaft gemacht. Alles einfach verrühren und zu dem Salat geben. Der Zitronensaft verhindert, dass die Avocado braun wird. Man kann alternativ auch den Kern der Avocado mit hinzugeben, um dies zu verhindern. Nun geht es an die Thunfischsteaks. In einer Pfanne werden sie in heißem Kokosöl angebraten, bis der gewünschte Gargrad erreicht ist. Bei mir sind es meistens zwei Minuten je Seite, so bleibt der innere Kern noch roh. Beim

Servieren bestreut man sie noch mit Salz und Pfeffer. Zusammen mit dem Salat fühle ich mich beim Essen dieses Gerichts immer wie im Urlaub.

KÜRBIS – BOOTE MIT CHORIZO

Zutaten

1 kleiner Kürbis (Hokkaido)

2 kleine Chorizo – Würstchen oder eine Große

400ml passierte Tomaten

1 Knoblauchzehe

1 mittelgroße Zwiebel

2 EL Olivenöl

200ml Hühnerbrühe

1 kleine Peperoni

100g Mozzarella

½ Handvoll Basilikum

1 TL Salz

1 TL Pfeffer

So geht´s

Ein leckeres Gericht, welches auch als vegetarische Variante sehr lecker schmeckt. Aber die Chorizo gibt ihr unwiderstehliches Aroma an das ganze Gericht, sodass sie bei mir nie fehlen darf. Wählt man den Hokkaido-Kürbis, hat das den Vorteil, dass die Schale mitgegessen werden kann.

Als Erstes muss der Kürbis in zwei Hälften geteilt werden und die Kerne entfernt werden. Zum Vorgaren kommt er dann für eine halbe Stunde in den Ofen, bei circa 120°C. Ich decke ihn mit etwas Alufolie ab, damit er oben nicht austrocknet oder gar verbrennt. In der Zwischenzeit kann man schon die Chorizo kleinschneiden und in etwas Olivenöl anbraten. Das Olivenöl sorgt hier für die besondere mediterrane Note. Ist die Wurst fertig, kommen die kleingeschnittene Zwiebel und der Knoblauch hinzu. Ich gebe ihn immer durch die Knoblauchpresse. Das Ganze wird bei leichter Hitze circa zwei bis drei Minuten angebraten. Wenn sich Röststoffe bilden, wird die

Hühnerbrühe angegossen. Diese habe ich immer selbstgemacht in Gläsern zu Hause. Kurz aufkochen lassen, dann die Gewürze Peperoni, Salz und Pfeffer hinzugeben. Den Basilikum kann man schon kleinhacken und den Mozzarella in Scheiben schneiden. Wenn man mit einem Holzstäbchen oder der Gabel leicht in den Kürbis pieksen kann, dann ist er bereit für den nächsten Schritt. Nun werden kleine Boote daraus, indem das Fruchtfleisch herausgekratzt wird. Zwei Zentimeter bis zur Schale sollten aber wegen der Stabilität dringelassen werden. Das Fruchtfleisch wird nun kleingeschnitten und mit in die Soße gegeben. Zwei Minuten zusammen garen lassen und dann wird alles in die zwei Kürbisboote gefüllt und mit den Mozzarellascheiben bedeckt. Im Ofen braucht das Gericht nun nochmal um die fünfzehn Minuten, bis der Käse zerlaufen ist. Zum Servieren dann noch mit Basilikum bestreuen.

FRUCHTIGE SCHWEINEKOTELETTS

Zutaten

2 Schweinekoteletts

1 Zwiebel

2 Nektarinen

2 EL Zitronensaft

2 TL Senf

½ Handvoll frische Minze

1 TL grobkörniges Salz

1 TL schwarzer Pfeffer

1 EL Kokosöl

So geht´s

Zunächst sollten die Nektarinen entkernt und kleingeschnitten werden. Die Zwiebel wird auch kleingeschnitten. Zusammen mit Salz und Pfeffer kommen die beiden Zutaten dann in eine Pfanne mit dem schon erhitzen Kokosöl. Solange bis die Nektarinen weich sind, sollte die Mischung in der Pfanne bei leichter Hitze schmoren. Die Mischung kann dann in einer Schüssel zum Abkühlen beiseite gestellt werden. Um kein bisschen Geschmack zu verlieren wird die Pfanne nicht abgewaschen, sondern direkt wieder für das Braten der Koteletts verwendet. Ich brate die Koteletts meist für drei Minuten auf jeder Seite an. Während die Koteletts braten kann man schon die Nektarinen-Zwiebel-Mischung verfeinern. Das geschieht durch die Zugabe von Senf, Zitronensaft und kleingehackter Minze. Sollte die Würze noch nicht ausreichend sein, kann mit etwas Pfeffer noch nachgewürzt werden. Serviert wird dann das Fleisch auf dem Nektarinensalat. Ein wirklich sehr fruchtiges Essen, was gleichzeitig kaum Kalorien hat und zudem lange satt macht.

GANZ OHNE FLEISCH

MIT GEMÜSE VOLLGEPACKTES OMELETTE

<u>Zutaten</u>

50g Zucchini

50g Aubergine

1 kleine rote oder gelbe Paprika

50g Kirschtomaten

4 Eier

6 EL Milch

2 EL Petersilie

1 TL Oregano

1 EL Kokosöl

<u>So geht´s</u>

Das Gemüse wird zuerst kleingeschnitten. Die Tomaten und der Paprika in kleine Würfel, die Zucchini in dünne Scheiben und die Aubergine ebenfalls in dünne Scheiben. Dann kommt das Gemüse in eine große Pfanne und wird mit dem Kokosöl angebraten. In der Zwischenzeit kann man schon die Eier mit der Milch, der gehackten Petersilie und dem Oregano vermengen. Wenn die Zucchini weich ist, kann die Eimasse über das Gemüse gegeben werden. Man sollte darauf achten, dass die Masse gleichmäßig verteilt wird und die Pfanne daher etwas schwenken. Bei geringer Hitze muss die Eimasse nun stocken und von unten leicht braun werden. Dann wird das Omelette gewendet. Ich verwende dazu immer einen Teller, lege ihn auf die Pfanne, drehe die Pfanne, bis das Omelette auf dem Teller liegt und gebe es wieder in die Pfanne. Nach wenigen Minuten ist das leckere Essen schon fertig. Man kann es so schon genießen, oder auch noch ein wenig Kräuterquark dazu anrühren.

SÜSSKARTOFFELKÜCHLEIN

Zutaten

250g Süßkartoffeln

2 Eier Gr. L oder 3 Eier Gr. M

50ml Milch

100g Dinkelmehl

1 TL Backpulver

2 EL Butter

3 EL Kokosöl

1 TL Salz

So geht´s

Als ich mit dem Clean Eating anfing, bereitete ich zum ersten Mal in meinem Leben eine Süßkartoffel zu. Seither mag ich sie sehr. Die Süßkartoffelküchlein mache ich meist aus übriggebliebenem Süßkartoffelpüree vom Vortag, das erspart einen Schritt und ich verschwende so kein Essen.

Hat man gerade kein Püree übrig, so ist es einfach gezaubert. Man schält zuerst die Kartoffeln, schneidet sie klein und lässt sie fünfundzwanzig Minuten im ganz leicht gesalzenen Wasser köcheln. Dann wird das Wasser abgeschüttet, die Kartoffeln in einem Sieb mit Wasser nochmal abgespült und wieder zurück in den Topf gegeben. Mit der Butter und der Milch werden die Kartoffeln nur püriert oder gestampft. Das Stampfen bringt den Vorteil, dass in den Küchlein dann kleine Stückchen sind. Das liebe ich sehr. Wer es feiner mag, püriert einfach. Das Kartoffelpüree wird dann weiterverarbeitet und mit den Eiern, dem Mehl und dem Backpulver gemischt. Nun wird das Kokosöl in einer Pfanne erhitzt. Aus dem Teig formt man kleine Bällchen, gibt sie in das heiße Kokosöl und drückt sie etwas platt. Wenn die eine Seite goldbraun ist, werden sie gewendet. Ist die andere Seite auch goldbraun, sind die leckeren Küchlein schon fertig zum Genießen.

QUINOA – GEMÜSE – EINTOPF

Zutaten

½ Blumenkohl oder 1 kleiner Blumenkohl

1 Tasse Quinoa

2 Tassen Wasser

1 große Zwiebel

100g Grünkohl

100g Kichererbsen

1 Avocado

2 EL Chili-Soße

3 EL Kokosmilch

200ml Gemüsebrühe

1 EL Butter

1 EL Kokosöl

1 TL Salz

1 TL Pfeffer

So geht´s

Den Blumenkohl zerteilt man zuerst in einzelne Röschen und lässt ihn für vier Minuten in kochendem Wasser weich werden. In den gleichen Topf können auch die Kichererbsen kommen, um ebenfalls weich zu werden. In der Zwischenzeit kann man sich prima um den Quinoa kümmern. Früher habe ich diesen immer für ein ganz gruseliges Nahrungsmittel gehalten und ihn mit Ökoanhängern in Verbindung gebracht. Mittlerweile ist er nicht mehr aus meiner Küche wegzudenken. Eine Tasse des Quinoa wird mit zwei Tassen Wasser so lange gekocht, bis der Quinoa weich ist, oder das ganze Wasser weg ist. Den Grünkohl sollte man ebenfalls für ein paar Minuten in Wasser köcheln lassen, da dies die Bitterstoffe entzieht. Jetzt kann man die Zwiebel schneiden und in einem Topf glasig andünsten. Dazu kommen nun die Brühe, Chilisoße, Butter und Kokosmilch und werden erhitzt, bis die Butter geschmolzen ist. In diese Soße kommen als nächstes auch Blumenkohl, Kichererbsen und Grünkohl. Man schält nun noch die Avocado, entfernt den Kern und schneidet sie in kleine Stücke. Sie kommt zwei Minuten vor dem Servieren mit dem Quinoa in den Eintopf. Dies ist ein sehr reichhaltiges Gericht, welches wegen dem Quinoa lange satt macht und dank des Gemüses viele Vitamine enthält. Optimal für die kälteren Tage im Jahr.

FRISCH FRUCHTIGE KAROTTENSUPPE

Zutaten

250g Karotten

2 Schalotten

200ml Gemüsebrühe

1 TL Ingwer

2 TL Sesamöl

1 Brise Zimt

120ml Naturjoghurt

8 frische Minzblätter

So geht´s

Zuerst sollte man das Gemüse vorbereiten. Das heißt, die Schalotten werden kleingeschnitten, die Karotten in Ringe geschnitten und der Ingwer ganz klein gehackt. Nun werden die kleingeschnittenen Schalotten in dem Sesamöl gedünstet, bis sie glasig sind. Anschließend kommen die Karotten hinzu und werden auch fünf Minuten gedünstet. Nun wird alles mit der Brühe angegossen und für eine halbe Stunde leicht köcheln gelassen. In der Zwischenzeit kann man schon die Minzblätter kleinzupfen oder hacken und mit dem Joghurt vermischen. Nun gibt es zwei unterschiedliche Wege weiterzumachen. Ich nehme immer die Hälfte der Suppe und püriere sie, weil ich die Stückchen sehr mag. Man kann aber auch die ganze Suppe pürieren, wenn man eine fein sämige Suppe haben möchte. In den letzten zwei Minuten wird die Suppe noch einmal aufgekocht und der Ingwer hinzugegeben, sowie eine kleine Brise Zimt. Keine Angst, der Zimt wird nicht herausstechen, sondern dem Aroma ein i-Tüpfelchen aufsetzen. Nun kann schon serviert werden. Als Topping kommen noch zwei Löffel des Minzjoghurts in die Suppe.

PESTO – OMELETTE MIT KÄSE UND SALAT

Zutaten

4 Eier

4 EL Milch

1 kleines Bund Schnittlauch

1 Bund Basilikum

5 Walnüsse

3 EL Olivenöl, kaltgepresst

50g Ziegenkäse

4 Blätter vom Eisbergsalat

1 Brise Muskat

1 TL Pfeffer

So geht´s

Schnittlauch und Basilikum sollten anfangs gewaschen und zerkleinert werden. Die Walnüsse werden von der Schale befreit und zusammen mit Schnittlauch, Basilikum und dem Olivenöl zu einer sämigen Pesto gemixt. Das geht sowohl mit dem Pürierstab, als auch in einem Mixer. Den Ziegenkäse schneidet man in kleine Stücke. Alternativ eignet sich auch Fetakäse sehr gut zu diesem Gericht. Doch ich mag es lieber mit Ziegenkäse, da es dann würziger wird. Nun verquirlt man die Eier mit der Milch und würzt mit ein bisschen Muskat und dem Pfeffer. Die Eimasse wird nun jeweils dünn in eine Pfanne gegossen. Je nach Hitze stockt sie binnen einer Minute. Nun kann sie mit der Pesto bestrichen werden. Anschließend kommt der Käse darauf. Noch eine Minute sollte das Omelette nun in der Pfanne bleiben, damit der Käse etwas zerlaufen kann. Dann nimmt man es mit einem Pfannenwender heraus, gibt zwei Blätter Eisbergsalat darauf und klappt es zusammen. Möchte man noch weniger Arbeit haben, so kann auch die ganze Masse direkt in die Pfanne gegeben werden und das Omelette dann auf zwei Portionen geschnitten werden.

SÜSS - WÜRZIGE SALATWRAPS

<u>Zutaten</u>

8 Erdbeeren

1 Mango

½ Gurke

1 Avocado

8 Minzblätter

4 große Blätter vom Eisbergsalat

2 EL Kokoscreme (die obere Schicht der Kokosmilch)

1 Limette

1 TL Ingwer

1 Knoblauchzehe

1 EL Weißweinessig

2 EL Sesamöl

1 EL Apfelmus

1 TL Salz

½ Teelöffel Chiliflocken

<u>So geht´s</u>

Die Früchte und das Gemüse, bis auf die Salatblätter, werden nach dem Waschen in kleine und dünne Stücke geschnitten. Alles zusammen wird in einer Schüssel mit dem Saft der Limette vermengt. Anschließend wird der so entstandene Salat auf die vier Salatblätter verteilt. Nun kommt die große Kunst des Einrollens. Man muss die Wraps wirklich fest rollen, aber gleichzeitig aufpassen, dass der Salat nicht reißt. An den Seiten klappt man sie nach ein paar Windungen ein, sodass nicht herausfallen kann. Am Ende werden sie mit Zahnstochern festgesteckt. Für die Optik kann man sie auch nochmal halbieren. Der Knoblauch und der

Ingwer werden nun fein gehackt und mit allen restlichen Zutaten zu einem Dipp verrührt. Dieser sollte im Kühlschrank mindestens eine Stunde durchziehen. Manchmal bereite ich den Dipp schon am Vorabend zu, dann ist er noch intensiver. Die Wraps können die Stunde auch mit im Kühlschrank verbringen. Das Gericht eignet sich gut für heiße Sommertage, da es leicht und frisch ist. Als Variante mit Fleisch eignen sich dünne Rinderfiletstreifen oder Hähnchenbruststreifen im Wrap.

SCHWARZER REIS MIT GEMÜSE UND SCHARFER SOSSE

Zutaten

1 Tasse schwarzer Reis

2 Tassen Wasser

2 Karotten

½ Gurke

1 Avocado

50g Sprossen

2 Radieschen

2 EL Sesam

4 EL Sesampaste

1 EL Zitronensaft

6 EL Wasser

3 EL Sambal Oelek

1 TL Salz

2 EL Kokosöl

So geht´s

Achtung, dieses Gericht hat es wirklich in sich und ist nichts für schwache Nerven! Ich verwende immer das mittelscharfe Sambal Oelek, das mit dem grünen Deckel ist mir zu lasch, das mit dem roten kommt nur als Klecks in meine Speisen.

Zubereitet ist das Gericht schnell und einfach. Anfangs sollte der schwarze Reis gewässert werden. Etwa zehn Minuten in kaltem Wasser können ihm nicht schaden. Anschließend kocht man ihn mit zwei Tassen Wasser solange, bis der Reis die richtige Konsistenz hat, oder das Wasser weg ist. Die Zwischenzeit kann man nutzen, um die Karotten, Gurken, Avocado und

Radieschen kleinzuschneiden. Besonders schön sieht es mit einem Julienne-Schneider aus, aber Würfel tun der Sache auch keinen Abbruch. Ist dies getan, so kann die Soße gemischt werden. Aus der Sesampaste, dem Zitronensaft, Wasser, Sambal Oelek und dem Salz entsteht die feurig scharfe Soße. Beim ersten Mal sollte man besser schon nach einem Esslöffel Sambal Oelek probieren und dann nach und nach mehr hinzugeben. Das geschnittene Gemüse wird nun im Kokosöl 5 Minuten lang leicht gebraten. Anschließend sollte auch der Reis schon fertig sein. Diesen vermischt man mit dem Gemüse. Einen größeren oder kleinen Klecks der Soße und den Sesam obendrauf und fertig es zum Genießen.

KAPITEL 8

ZU GUTER LETZT

Dies waren natürlich noch lang nicht alle Rezepte, die mich über die zwei Jahre begleitet haben. Ich habe vieles ausprobiert, auch heute kommt immer wieder etwas Neues hinzu. Diese kleine Sammlung an Rezepten gehört vielmehr zu jenen, die ich sehr oft koche. Ein Grund dafür ist natürlich, dass ich sie alle sehr lecker finde. Ein anderer Grund ist der zeitliche Aufwand, der dafür benötigt wird. Vieles lässt sich gut vorbereiten, oder ist schnell abends nach der Arbeit zubereitet. Außerdem liebe ich an diesen Rezepten die Vielfalt. Man kann sie miteinander kombinieren, aber auch variieren. Überhaupt bin ich eher der Typ Köchin, die macht, was sie möchte. Strenge Rezeptvorgaben nutze ich die ersten paar Male bei einem neuen Gericht. Wenn ich dann weiß, was zu tun ist, wandle ich gern einiges ab oder nehme die Maße nach meinem Empfinden. Daher sind die Rezepte aus diesem Buch auch als erster Anreiz gedacht. Man kann sie einfach nachkochen, aber dann auch immer seine eigene Note dazugeben. Sie sollen für den Einstieg in das Konzept Clean Eating eine Hilfestellung sein. Noch zu allen anderen Vorteilen sind die Kosten für den Einkauf bei jedem einzelnen Rezept sehr überschaubar, die Zutaten nicht so exotisch, dass sie kaum irgendwo zu finden sind.

Ähnlich sahen meine ersten Rezepte aus, die mich in die Welt des Clean Eating einführten. Sie scheinen eine gute Wirkung gehabt zu haben, denn ich bin noch nicht vom Zug abgesprungen. Nein, viel besser, ich habe sogar meinen Partner überzeugt mitzuziehen. Nun gehen wir beide voller Elan durch den Tag, machen gemeinsam Sport und erfreuen uns an der cleanen Küche.

HAFTUNGSAUSSCHLUSS

Für die Richtigkeit, Vollständigkeit und Aktualität der Inhalte kann der Autor keine Gewähr übernehmen. Diese richten sich nach der persönlichen Meinung und Erfahrung des Autors. Der Autor übernimmt daher keine juristische Verantwortung oder Haftung für Schäden, die durch eventuelle Fehler oder falsche Umsetzung durch den Leser entstehen. Dieses Buch stellt einen Leitfaden zu möglichen Erfolgsstrategien dar und gibt keine Sicherheit oder Garantie für Erfolge. Der Autor gibt allein seine Erfahrungen wieder uns steht in keinem Fall dafür ein, falls Leser des Buches die angestrebten Ziele, die in diesem Buch genannt werden, nicht erreichen.

IMPRESSUM

Linda Dittrich

Beethovenstraße 10

01689 Weinböhla

haileysdailys@gmail.com

1.Auflage 2016

Copyright ©2016 Linda Dittrich